AF581417

N° 73.

MÉMOIRE

SUR LA STRUCTURE ÉLÉMENTAIRE

DES PRINCIPAUX TISSUS ORGANIQUES DES ANIMAUX;

THÈSE

Présentée et soutenue à la Faculté de Médecine de Paris, le 30 juillet 1823;

PAR H. MILNE EDWARDS;

DOCTEUR EN MÉDECINE.

A PARIS,
DE L'IMPRIMERIE DE DIDOT LE JEUNE,
Imprimeur de la Faculté de Médecine, rue des Maçons-Sorbonne, n° 13.
1823.

3

A MONSIEUR

DUMAS.

Témoignage d'amitié et de reconnaissance.

H. MILNE EDWARDS

MÉMOIRE

SUR LA STRUCTURE ÉLÉMENTAIRE

DES PRINCIPAUX TISSUS ORGANIQUES

DES ANIMAUX.

La description de la forme et des rapports des diverses parties du corps de l'homme est parvenue de nos jours à un degré de précision et d'exactitude qui ne laisse presque rien à désirer. La direction qui a été donnée depuis quelques années à l'étude de l'anatomie descriptive des autres animaux, et les découvertes importantes qui déjà en ont été le résultat, permettent d'espérer que cette branche de l'anatomie arrivera au plus haut degré de perfection dont une science naturelle est susceptible. Mais la partie graphique de l'anatomie n'est pas la seule qui soit de nature à fournir des résultats importans. *Bichat* le premier, en suivant l'heureuse idée qu'on doit à M. *Pinel*, étudia les propriétés des divers tissus de l'économie animale, les compara entre eux, et analysa en quelque sorte la structure de nos organes. C'est ainsi qu'il créa la branche nouvelle de cette science, à laquelle il donna le nom d'*anatomie générale*, et que ses travaux subséquens perfectionnèrent d'une manière si rapide. Il est un point cependant qu'il a laissé dans l'état d'enfance où il était resté depuis les travaux de *Leuwenhoeck*, *Muys*, *Fontana*, etc.; c'est l'étude de la composition intime et primitive, en un mot, de la structure élémentaire des tissus.

Quelques personnes, et *Bichat* lui-même était de ce nombre, ont pensé que l'usage du microscope dans des recherches de cette nature ne pouvait fournir des résultats satisfaisans. Cependant chacun connaît les avantages qu'on a retirés de cet instrument dans d'autres branches de l'histoire naturelle, en l'appliquant à l'étude d'objets non moins minutieux. De nos jours, quelques faits remarquables constatés par sir *E. Home*, et le travail important de MM. *Prévost* et *Dumas*, ont ramené l'attention des physiologistes sur ce genre d'observations, et ont fait voir clairement qu'il était susceptible d'une très-grande exactitude. J'ai donc pensé qu'il ne serait pas sans intérêt d'examiner au microscope la structure élémentaire des principaux tissus organiques dans les diverses classes d'animaux, et de remplir ainsi quelques-unes des lacunes nombreuses qui existent dans cette partie de l'anatomie. C'est à M. *Dumas* que je dois l'idée première de ce travail. Je saisis avec empressement cette occasion de lui exprimer ma reconnaissance pour l'obligeance avec laquelle il a mis à ma disposition les instrumens d'optique nécessaires à ces recherches, et pour les conseils utiles qu'il a bien voulu me donner. Au moyen de son excellent microscope d'Adams, il m'a été possible de porter plus d'exactitude dans mes observations, et de les poursuivre beaucoup plus loin que je n'aurais pu le faire avec un instrument moins parfait.

De toutes les parties qui entrent dans la composition de l'économie animale, la plus généralement répandue est le tissu cellulaire; c'est aussi celle dont la structure est la plus simple. Il forme un élément essentiel de la plupart de nos organes; distribué à leur intérieur, il en réunit les diverses parties; placé à leur surface, il remplit les lacunes que, sans cela, ils laisseraient entre eux. Dans ces deux cas, quoiqu'il fasse partie d'appareils dont les fonctions et la nature sont entièrement différentes, son usage principal est toujours le même, celui de servir de moyen d'union entre les autres tissus. La facilité extrême avec laquelle il se développe accidentellement dans l'économie prouve aussi que, parmi les divers solides organisés qui constituent le corps des animaux, ce tissu occupe un des rangs les moins élevés. C'est donc par l'examen du tissu cellulaire que j'ai cru devoir commencer l'étude de la structure élémentaire des tissus organiques. *Fontana* est le seul qui, à ma connaissance, ait cherché à déterminer par des observations microscopiques la forme et la disposition des parties élémentaires du tissu cellulaire. D'après cet auteur, des cylindres tortueux, beaucoup plus petits que les moindres vaisseaux rouges, qui ne laissent passer qu'un globule à la fois, forment toujours la substance cellulaire, quelque part qu'on l'examine. Il lui a été impossible de diviser ces cylindres en d'autres cylindres de moindre diamètre, et « quelle que fût, dit-il, la force de « la lentille que j'aie employée, ils paraissent simples, et non entou« rés d'autres vaisseaux moindres. » Aussi les a-t-il appelés des *principes simples et primitifs*. Mais, n'ayant pu pousser l'observation plus loin, il lui a été impossible de déterminer si ces fils tortueux étaient des cylindres solides ou des canaux.

Les faits constatés par cet habile observateur ne peuvent être révoqués en doute; ce qu'il décrit existe toujours. Mais s'il n'a pas été plus loin dans ses recherches, il ne faut l'attribuer qu'au défaut d'instrumens aussi parfaits que ceux dont on s'est servi depuis, et non à un manque d'exactitude. En effet, à l'aide d'un microscope, dont la puissance n'était pas très-grande, j'ai vu distinctement dans une lame de tissu cellulaire sous-cutané du thorax d'un homme des fils tortueux suivant des directions très-différentes, et affectant une disposition semblable à celle que *Fontana* a décrite et figurée dans plusieurs de ses planches.

Mais il n'en fut pas de même lorsque j'employai des lentilles dont la puissance était beaucoup plus grande. J'ai trouvé alors que ce tissu dans son état naturel, et n'ayant subi aucune préparation susceptible d'en altérer les propriétés, est entièrement formé de globules réunis en séries irrégulières, qui ne présentent rien de constant, soit sous le rapport de leur position, soit sous celui de leur longueur apparente. Ces séries forment des lignes tantôt plus ou moins tortueuses, tantôt droites ou légèrement courbées, dont la direction et la situation relative varient presque pour chacune d'elles. Les globules ainsi disposés par rangées ne forment pas un plan continu, mais paraissent placés par couches successives ; de manière que les interstices qui existent entre les rangées de globules placés sur un même plan laissent apercevoir les séries formant la couche suivante ; et les lacunes de celle-ci sont à leur tour en rapport avec l'espèce de réseau globulaire d'une couche inférieure. Le nombre des globules qui forment ces séries paraît varier entre trois ou quatre et dix au plus. Mais, comme une même rangée de globules paraît souvent ne pas être placée sur le même plan dans toute sa longueur, on conçoit facilement qu'en se portant dans une couche plus inférieure, elle est bientôt recouverte par d'autres séries semblables, ou bien qu'elle ne se trouve plus au foyer du microscope, et qu'ainsi il devient impossible de la suivre plus loin. L'arrangement de ces différentes couches de globules nous rend raison de la perméabilité du tissu cellulaire, et nous explique comment ses lames, sans être perforées, se laissent rapidement traverser par les liquides avec lesquels elles sont en contact, comme le prouvent les expériences intéressantes que M. *Fodéra* vient de publier sur l'absorption par imbibition.

Ayant déterminé ainsi quelle est la disposition des globules élémentaires du tissu cellulaire, il importait d'examiner si ces corpuscules sont tous semblables entre eux, et de mesurer exactement leur diamètre. Pour arriver à ce but, j'essayai d'abord de mesurer les globules en plaçant une lame de tissu cellulaire sur un micromètre ; mais, quelque soin que je prisse, il me fut impossible d'en avoir une lame assez mince pour que le globule que je voulais examiner et les divisions du micromètre fussent tous deux au foyer du microscope. J'eus donc recours à une autre méthode, qui consiste à regarder avec un œil l'objet dont on veut déterminer la grandeur, et à lui comparer avec l'autre œil les divisions d'un micromètre transparent placé à côté du microscope, et fixé au niveau de son foyer.

Je me suis assuré de cette manière que tous les globules d'une lame de tissu cellulaire sont semblables entre eux, et que leur diamètre réel est de $\frac{1}{300}$ de millimètre.

Les résultats que je venais d'obtenir chez l'homme me portaient naturellement à rechercher si, dans les autres animaux, les globules qui composent le tissu cellulaire sont identiques, et affectent une disposition analogue. La simplicité des lois de la nature rendait probable que partout elle employait les mêmes moyens pour produire les mêmes résultats. Cependant l'observation seule pouvait décider ce point d'une manière absolue. C'est pourquoi j'ai étendu aux quatre classes d'animaux vertébrés les recherches dont je vais présenter succinctement les résultats.

Chez le chien, une lame de tissu cellulaire sous-cutané de la patte m'offrit des globules de $\frac{1}{300}$ de millimètre, réunis, pour ainsi dire, en chapelets, qui se portaient en différentes directions, et formaient une espèce de trame irrégulière, dont les caractères de structure étaient absolument les mêmes que chez l'homme. Enfin leur identité était complète. J'ai obtenu le même résultat en examinant le tissu cellulaire qui entoure l'artère aorte du bœuf. On peut donc, je pense, sans craindre d'émettre une opinion hasardée, conclure par analogie que cette disposition est commune à tous les mammifères. Le coq m'a servi d'exemple pour les animaux de sa classe. J'ai enlevé une lame mince du tissu cellulaire sous-cutané de la cuisse chez cet animal; et, après l'avoir couverte d'une légère nappe d'eau, pour en prévenir la dessiccation, précaution toujours nécessaire dans ce genre d'expériences, j'ai constaté que les globules innombrables dont cette substance est formée sont semblables, par leur diamètre et la disposition qu'ils affectent, à ceux que j'avais préalablement observés chez les mammifères. Parmi les reptiles, j'ai choisi la grenouille pour étudier la structure du tissu cellulaire. Le diamètre des globules qui le composent est le même que chez les mammifères et les oiseaux, c'est-à-dire $\frac{1}{300}$ de millimètre. La direction et la position relative des diverses rangées de ces globules présentent la même irrégularité qui caractérise ce tissu dans les différens animaux chez lesquels je l'avais déjà examiné. Dans la plupart des poissons, les muscles adhèrent si intimement à la peau, et leur structure est tellement serrée, qu'il serait difficile de se procurer dans ces parties un feuillet de tissu cellulaire propre aux recherches dont nous nous occupons. C'est donc entre le péritoine et les muscles abdominaux de la carpe que j'ai pris une portion de ce tissu, pour le soumettre à l'examen microscopique. Comme dans les animaux d'un ordre supérieur, j'y ai trouvé des séries de globules de $\frac{1}{300}$ de millimètre, qui n'avaient entre elles aucun rapport déterminé, et paraissaient comme placées au hasard.

On voit, d'après les faits que je viens de rapporter, que, chez des animaux entièrement différens, soit sous le rapport de la disposition de leurs organes, soit sous celui de leurs caractères physiologiques, si je puis m'exprimer ainsi, la structure élémentaire du tissu cellulaire est toujours identique. Des globules de $\frac{1}{300}$ de millimètre constituent ce tissu chez l'homme comme chez le poisson. Ainsi tout nous porte à croire qu'un fait si général ne présente point d'exception, et que ce que j'ai constaté pour les animaux des différentes classes que je viens d'énumérer doit se reproduire partout; et enfin qu'on peut établir comme loi générale que, *dans tous les animaux, des globules du même diamètre se réunissent toujours d'une manière semblable pour constituer le tissu cellulaire.*

Les cylindres tortueux que *Fontana* avait découverts dans le tissu cellulaire forment également, selon lui, les membranes séreuses et muqueuses. Pour m'assurer si cette grande analogie dans les formes secondaires existait également entre les corpuscules élémentaires, j'ai comparé la structure intime de ces membranes et celle de la substance cellulaire. Par cet examen je n'ai pas tardé à découvrir que ces membranes sont formées de globules de la même grandeur, et affectant, à peu de chose près, la même disposition que ceux qui constituent le tissu cellulaire. La structure des membranes séreuses, du péritoine, par exemple, et celle d'une lame de tissu cellulaire sont tellement semblables, qu'il serait difficile d'assigner des caractères propres à les distinguer. Ce résultat n'a rien qui doive nous étonner. Des faits nombreux, rapportés par *Bichat*, prouvent qu'il existe une très-grande analogie, sinon une identité parfaite entre ces deux tissus.

Le chorion muqueux, dans sa structure intime, ne paraît différer que bien peu de ces deux tissus. Dans la conjonctive, la membrane muqueuse intestinale du chien, etc., le diamètre des globules est de $\frac{1}{300}$ de millimètre. Les rangées qu'ils forment sont plus rapprochées, et enfin leur arrangement présente peut-être un peu moins d'irrégularité que dans les tissus dont nous venons de parler. Il est donc évident que les tissus cellulaire, séreux et muqueux, sont formés de globules du même diamètre, réunis en séries, dont l'aspect est toujours le même; car le caractère essentiel de la disposition qu'ils affectent est de n'avoir entre eux aucun rapport constant.

La recherche de la fibre élémentaire des muscles a depuis longtemps fixé l'attention. Plusieurs savans s'en sont occupés d'une manière spéciale; mais le résultat de leurs observations, perdu au milieu d'un amas de raisonnemens vagues ou de dissertations futiles, n'a d'abord inspiré aucune confiance. C'est depuis quelques années seulement que nous avons acquis sur ce point des connaissances positives et fondées sur des faits qui ne peuvent être révoqués en doute.

Dans le milieu du dix-septième siècle, *Hooke* et *Leuwenhoeck*, les premiers, ont examiné au microscope la structure des muscles, et ont observé que les dernières fibres, qu'on peut y apercevoir à l'œil nu, étaient encore composées d'un très-grand nombre de filamens d'une ténuité extrême, et qui étaient réunis entre eux par du tissu cellulaire.

Muys, qui traita *ex professo* ce sujet, dit que les plus petits faisceaux charnus, ou fibriles musculaires, sont formés, en dernière analyse, de fils extrêmement fins et transparens, qui sont presque contigus, et suivent une direction longitudinale. Leur forme, selon le même auteur, est tantôt cylindrique, tantôt noueuse; enfin leur diamètre est à celui d'un globule rouge du sang de l'homme ou de la brebis à peu près comme 1 est à 3. Il a trouvé que, chez tous les animaux adultes, ces fibres élémentaires ont la même grosseur; mais il pensait qu'elles étaient plus ténues chez les jeunes animaux.

Swammerdam a observé que ces dernières fibres musculaires sont formées de petits globules. *Prochaska* s'est également occupé de ce sujet, mais n'a ajouté aucun fait nouveau à ceux déjà connus.

D'après *Fontana*, les fils charnus primitifs sont des cylindres solides égaux entre eux, et marqués à distances égales de petits signes, comme autant de diaphragmes ou de rides; ce qui produit une apparence globuleuse. Mais il ajoute que l'observation n'allant pas plus loin, il n'ose rien décider touchant leur véritable nature.

Mascagni considérait ces cylindres comme formés de vaisseaux absorbans, remplis d'une substance gélatineuse susceptible de se mouvoir pendant la vie. Je ne m'arrêterai pas à discuter ici la valeur d'une opinion semblable; mais je me hâterai d'arriver aux observations exactes et intéressantes que nous devons à sir *E. Home*, à MM. *Prévost* et *Dumas*.

La structure globulaire de la fibre élémentaire des muscles, indiquée par *Swammerdam*, a été mise hors de doute par les recherches récentes de sir *E. Home*. Ce physiologiste a également constaté que les sphères centrales des globules du sang, lorsqu'elles se réunissent en séries, ne diffèrent en rien de la fibre musculaire. MM. *Prévost* et *Dumas* ont obtenu le même résultat, quel qu'ait été l'animal examiné; partout ils ont trouvé des fibres identiques, soit par leur forme et leur disposition, soit par le diamètre des globules dont elles sont composées.

Mais les observations de sir *E. Home* ont été faites sur des muscles qui avaient subi diverses préparations, telles que la coction, etc.; il était donc possible que la coagulation des liquides albumineux, en déterminant le développement de globules nouveaux, eût influé sur le résultat qu'il a obtenu.

MM. *Prévost* et *Dumas* m'ont appris que, dans leurs recherches sur ce sujet, ils essayaient toujours, en déchirant avec une pointe acérée un faisceau musculaire bouilli, de détacher une fibre isolée afin d'en étudier plus facilement la structure intime. En agissant ainsi, cependant on ne pouvait voir que la disposition des élémens de la fibre, et nullement les rapports qui, dans l'état naturel, existent entre ces rangées de globules dans un faisceau charnu.

Ces physiologistes ont donc pensé qu'il serait utile de reprendre ce sujet, en ayant soin d'employer des muscles dans leur état naturel, pour ne laisser ainsi aucune possibilité de doute sur la structure des fibres élémentaires. Pour remplir ces conditions, j'ai enlevé, sur le biceps fémoral d'un homme, un faisceau charnu assez mince pour pouvoir l'observer au microscope. Je l'ai trouvé composé de globules de $\frac{1}{300}$ de millimètre, qui, réunis en séries, formaient des lignes à peu près droites, dont la longueur variait, mais était souvent assez considérable. Dans quelques-unes de ces rangées, on pouvait compter plus de vingt globules réunis en chapelet, et placés sur le même plan. Chacune de ces séries de globules constituait ainsi une fibre musculaire primitive, dont l'existence était indépendante de celles qui l'entouraient; car on pouvait l'isoler sans changer pour cela le rapport de ses globules. Ces fibres élémentaires suivaient toutes la même direction longitudinale, et, réunies en nombre assez considérable, formaient des faisceaux, qui, entourés par de la substance cellulaire très-rare, constituaient par leur assemblage les fils qu'on distingue à l'œil nu dans le tissu charnu.

On voit donc que les globules de la fibre musculaire chez l'homme sont semblables, par leur diamètre, à ceux qui constituent le tissu cellulaire. Mais leur arrangement est bien différent; car, au lieu d'être réunis en séries irrégulièrement disposées, ils décrivaient toujours des lignes à peu près parallèles entre elles. L'âge de l'animal n'a pas, comme l'avait pensé *Muys*, une influence sur la grosseur des fibres primitives des muscles : car, chez le fœtus, elles sont semblables en tout à celles que je viens de décrire chez l'homme adulte.

Il serait inutile de donner ici une description spéciale de la structure élémentaire du tissu musculaire chez tous les animaux dans lesquels je l'ai examinée. Les planches qui accompagnent ce mémoire, et qui représentent les muscles de l'homme, du mouton, du poulet, de la grenouille, de la carpe, de l'écrevisse et d'un scarabé, montrent l'identité de ce tissu chez tous ces animaux, pris au hasard dans les différentes classes auxquelles ils appartiennent. Le diamètre des globules, ainsi que MM. *Prévost* et *Dumas* l'avaient déjà constaté, est toujours le même. Je les ai mesurés avec soin chez des mammifères, des oiseaux, des reptiles, des poissons, des crustacés et des insectes; partout ils ont $\frac{1}{300}$ de millimètre. Ces globules sont donc, chez tous ces animaux, non seulement semblables entre eux, mais encore leur diamètre est le même que celui des globules que nous avons déjà vus constituer les tissus cellulaire, séreux et muqueux. La disposition qu'ils affectent, ainsi que la position relative des rangées qu'ils forment, varient; mais les caractères physiques du globule élémentaire sont toujours les mêmes. Nous reviendrons plus tard sur ce fait; car c'est seulement après avoir examiné la plupart des tissus organiques qu'on pourra juger de son importance. Je passerai donc de suite à un autre point de ces recherches, à l'examen de la structure élémentaire du tissu fibreux.

Les tendons, vus au microscope, paraissent formés d'un très-grand nombre de petits faisceaux longitudinaux, qui, d'après *Fontana*, sont à leur tour composés de fils extrêmement fins, semblables entre eux, et qui marchent parallèlement en décrivant des ondes régulières. En examinant avec une lentille plus forte une portion du tendon du biceps fémoral de l'homme, j'ai constaté que les cylindres décrits par l'auteur que je viens de citer sont formés de globules dont le diamètre est de $\frac{1}{300}$ de millimètre. Ces globules sont semblables à tous ceux que nous avons trouvés jusqu'ici ; seulement la disposition qu'ils affectent dans leur arrangement n'est pas la même. Les rangées qu'ils forment sont quelquefois plus longues que dans la fibre musculaire ; elles suivent toutes la même direction longitudinale : mais, au lieu de se porter en ligne droite, elles présentent des ondulations plus ou moins régulières. La seule différence apparente que j'aie pu découvrir entre les fibres élémentaires des tendons et des muscles consiste dans cette dernière disposition.

L'aponévrose *fascia-lata* m'a présenté la même structure ; seulement les fibres paraissent plus longues et plus distinctes. Chez le canard, la grenouille, etc., le diamètre de globules qui constituent ce tissu est le même que chez l'homme. Les séries que forment ces corpuscules présentent aussi les mêmes caractères ; enfin il m'a semblé que la structure élémentaire du tissu fibreux est toujours la même.

Sans m'arrêter plus long-temps sur ce point, je passerai à l'examen des diverses parties qui constituent la peau. *Fontana* ne me paraît avoir obersvé l'épiderme que d'une manière très-superficielle. J'ai constaté que ce tissu est formé de globules de $\frac{1}{300}$ de millimètre, dont l'arrangement irrégulier ne m'a paru différer en rien de celui du tissu cellulaire, comme on peut s'en convaincre en comparant les planches qui les représentent tous deux.

La structure élémentaire du derme diffère essentiellement de celle dont nous venons de parler. Les fibres entrecroisées qui forment cette substance aréolaire sont composées de globules de $\frac{1}{300}$ de millimètre, réunis en séries à peu près parallèles entre elles, assez longues, et légèrement ondulées ; disposition très-analogue, sinon parfaitement semblable à celle que nous avons constatée dans le tissu fibreux. Quant au chorion de la peau des autres animaux, je me bornerai à dire que celui de la grenouille, de la carpe, etc., ainsi que je m'en suis assuré par l'observation directe, présente les mêmes caractères que chez l'homme et les autres animaux des classes supérieures.

En étendant ces recherches aux membranes propres des artères et des veines, je me suis assuré que leur structure est toute globulaire, comme celle des autres tissus préalablement examinés. Personne n'ignore que la membrane externe n'est autre chose que du tissu cellulaire; c'est pourquoi, je crois inutile de m'y arrêter ici. Mais l'examen de la membrane moyenne des artères offre beaucoup plus d'intérêt. En effet, quelques physiologistes, conduits plutôt par des idées théoriques que par l'observation, l'ont considérée comme musculaire; d'autres, au contraire, l'ont regardée comme étant de nature fibreuse. J'ai soumis à l'examen microscopique une portion de cette membrane provenant de l'artère aorte d'un homme, et j'ai trouvé que les globules de $\frac{1}{300}$ de millimètre qui la constituent, sont disposés par rangées plus ou moins longues qui se portent toutes dans la même direction, et forment enfin des lignes légèrement ondulées, comme celle qu'on observe dans le tissu fibreux. Dans le bœuf et dans les autres animaux chez lesquels je l'ai examinée, l'arrangement et la grandeur de ces globules m'a toujours paru le même. La structure de la membrane moyenne des veines ne m'a semblé différer en rien de celle que je viens de décrire; seulement, dans les artères, cette membrane a une épaisseur assez considérable; tandis que dans les veines elle est extrêmement mince, et n'existe que dans les gros troncs.

La membrane interne de ces deux ordres de vaisseaux présente encore plus d'analogie. Dans l'une et dans l'autre, des globules de $\frac{1}{300}$ de millimètre sont réunis en séries peu étendues, qui se dirigent dans tous les sens, et affectent enfin une disposition toute semblable à celle que nous avons déjà rencontrée dans les membranes muqueuses.

Le dernier point que je me propose d'examiner dans ce mémoire est la structure élémentaire du tissu nerveux. Je rappelerai donc en peu de mots les résultats des principaux travaux qui ont été faits sur ce sujet. La substance cérébrale, d'après *Prochaska*, est une espèce de pulpe, formée par une quantité innombrable de globules.

Fontana ne s'accorde pas avec cet auteur : « La substance médullaire du « cerveau, dit-il, n'est pas un simple amas de vaisseaux artériels et « veineux; elle n'est pas non plus formée de simples globules ou cor-« puscules sphéroïdes. » Il pense, au contraire, que c'est une substance particulière composée de cylindres ou de canaux transparens irréguliers, et qui enfin sont entremêlés de quelques globules ou corps sphéroïdes. « Les nerfs, ajoute le même auteur, sont formés d'un « grand nombre de cylindres transparens, homogènes, uniformes, « et très-simples. Ces cylindres paraissent formés d'une paroi ou « tunique très-subtile, uniforme, et remplie, autant que l'œil peut « en juger, d'une humeur transparente, gélatineuse et insoluble « dans l'eau. » L'apparence de bandes ou de spirales que présentent les nerfs lorsqu'on les examine avec de très-faibles lentilles dépend de la disposition ondulée d'un très-grand nombre de fils ou canaux parallèles dont nous venons de parler, et qui courent le long des nerfs.

Joseph et *Charles Wenzel* se sont également occupés de la structure élémentaire du tissu nerveux. Ils ont trouvé que la substance médullaire blanche paraît entièrement composée de globules ou corpuscules arrondis, extrêmement petits, et ayant l'apparence de cellules remplies d'une substance médullaire propre. Ces globules sont tous à peu près de la même grandeur, et paraissent adhérer fortement entre eux, sans avoir cependant aucun lien apparent qui les unisse.

Les premières observations de M. *Bauer*, publiées par sir *E. Home*, sont parfaitement d'accord avec celles des frères *Wenzel*. Il nous apprend que, lorsqu'on soumet à l'examen microscopique le cerveau d'un animal récemment tué, on voit que toute la masse est composée de fibres formées par la réunion de globules d'un diamètre à peu près semblable à ceux du pus. Mais la structure de cette substance est tellement délicate, que la moindre altération suffit pour faire disparaître cette disposition fibreuse, et alors le tout ne semble être qu'une masse confuse de globules. Dans un autre mémoire, le même auteur apporte quelques modifications à ce premier résultat, d'après lesquelles le diamètre de ces globules ne serait pas toujours le même. Il croit qu'il y en a de trois grandeurs différentes, et que tous ces globules sont réunis entre eux par une substance élastique, gélatineuse, transparente, et soluble dans l'eau. Il ajoute que les filets globuleux simples sont moins distincts dans la substance corticale que dans la substance blanche de l'encéphale, dans la moelle épinière et les nerfs. Quoi qu'il en soit, toutes ces observations mettent hors de doute la structure globulaire du tissu nerveux. Cependant *Fontana* ne l'a pas observé; car les corpuscules dont il parle ne sont que des globules de graisse, ainsi que je m'en suis assuré, en examinant une portion de cerveau écrasée sur une lame de verre. La disposition des cylindres contournés d'une manière semblable aux intestins me paraît également dépendre du genre de préparation qu'il a employé; car, lorsque la substance médullaire, ainsi écrasée, commence à se dessécher, elle présente une apparence qu'on pourrait assimiler à ce que décrit *Fontana*. Aussi, dans toutes ces recherches, j'ai essayé d'éviter, autant que possible, ces sources d'erreur. Pour y parvenir, je me suis servi d'animaux récemment tués; et, après avoir enlevé une tranche très mince de la substance nerveuse, je l'ai placée aussitôt sur une lame de verre, que de temps en temps j'avais soin d'humecter légèrement. L'expérience m'a prouvé que ce genre de préparation réunit les conditions les plus favorables pour les recherches dont je m'occupe.

J'ai examiné ainsi une portion de la substance blanche de l'hémisphère du cerveau chez un lapin; et j'ai vu qu'en effet elle est composée de globules. Leur diamètre ne m'a pas semblé varier comme l'avait avancé sir *E. Home* : tous avaient $\frac{1}{300}$ de millimètre. Dans la substance corticale du cerveau, dans le cervelet et la moelle épinière du même animal, j'ai trouvé tous les globules de la même grosseur que ceux dont je viens de parler. Je pense donc pouvoir conclure qu'ils sont tous semblables entre eux.

Ces globules se réunissent en séries de manière à former des fibres à peu près parallèles entre elles, et dont la longueur est assez considérable. Dans les espaces qui existent entre ces rangées de globules, souvent on ne peut voir la couche inférieure. Je crois que probablement cette disposition est due à l'interposition de la matière grasse dont nous avons déjà parlé. En effet, tant que les globules sont dans leurs rapports naturels, on ne voit aucun amas de cette substance; mais, si on écrase la masse médullaire, on aperçoit, outre les globules primitifs, des globules ou gouttelettes dont la forme et le volume varient, et qu'on reconnaît facilement pour être de la graisse.

Je n'ai trouvé aucune différence, soit sous le rapport de la longueur, soit sous celui de la disposition, des rangées de globules, dans les substances blanche et grise.

Dans le cordon rachidien, on voit distinctement les faisceaux primitifs, formés par la réunion d'un certain nombre de ces fibres élémentaires. Cette disposition est encore plus marquée dans les nerfs. Ces organes, ainsi que je l'ai figuré pour le nerf sciatique du lapin, sont également formés de globules de $\frac{1}{300}$ de millimètre, formant des rangées plus ou moins longues, et qui se portent toutes dans la même direction. Les faisceaux résultant de leur réunion peuvent être facilement isolés de ceux qui les entourent, et sont probablement les cylindres longitudinaux décrits par *Fontana*.

Il résulte donc de ces observations que, chez le lapin, toutes les parties du système nerveux sont composées de globules identiques entre eux, et dont l'arrangement est toujours semblable. Il en est de même chez les oiseaux. Dans la planche IV, j'ai représenté la disposition des globules du tissu nerveux chez le moineau. Tous ces corpuscules ont le même diamètre, et l'on voit que les séries qu'ils forment, ou, en d'autres mots, les fibres nerveuses élémentaires, offrent partout la même apparence. Chez la grenouille, le diamètre des globules du cerveau, de la moelle épinière et des nerfs, est également de $\frac{1}{300}$ de millimètre. Les séries qu'ils forment sont peut-être un peu moins longues que chez les mammifères et les oiseaux; mais elles sont toutes aussi distinctes, et ont entre elles les mêmes rapports.

L'examen du système nerveux de la carpe m'a donné les mêmes résultats. Les planches représentant ces parties pourront mieux qu'aucune description faire voir jusqu'à quel point l'analogie est complète, non-seulement entre la structure des différentes parties de l'appareil nerveux, mais encore entre ce tissu lui-même observé dans les différentes classes des animaux vertébrés.

Ce que nous venons de dire pour la substance nerveuse, nous l'avions déjà constaté pour tous les autres tissus principaux de l'économie animale. Nous voyons que la forme et la disposition des parties élémentaires de chacun de ces tissus sont les mêmes, quel que soit l'animal sur lequel nous l'ayons étudié. Je pense donc que nous pouvons établir comme loi générale que la structure élémentaire propre aux divers tissus est identique chez tous les animaux.

Il résulte également de ces recherches un autre fait plus remarquable encore, c'est que la forme et la grandeur des globules sont toujours les mêmes, quel que soit d'ailleurs l'organe ou l'animal dans lequel nous l'ayons examiné. On serait donc porté à croire que les molécules des matières animales solides et organisées affectent toujours une forme primitive constante et déterminée. En effet, comme nous l'avons constaté, des corpuscules sphériques, du diamètre de $\frac{1}{300}$ de millimètre, constituent, par leur assemblage, tous les tissus organiques précédemment énumérés, quelles que soient du reste les propriétés de ces parties, et les fonctions auxquelles elles sont destinées.

Dans le mémoire déjà cité, MM. *Prévost* et *Dumas* vont encore plus loin. « Il est probable, disent-ils, que le règne animal entier « participe à ce genre de formation. » Ces physiologistes se proposent de donner sous peu le développement de cette loi, qui d'ailleurs se rattache à d'autres vues.

PLANCHE I.

FIGURE 1. Tissu cellulaire de l'homme, grossi 300 fois en diamètre. Grandeur apparente des globules, 1 millimètre.
FIGURE 2. Tissu cellulaire du chien. — Même grossissement.
FIGURE 3. Tissu cellulaire du coq. — *Id.*
FIGURE 4. Tissu cellulaire de la grenouille. — *Id.*
FIGURE 5 Tissu cellulaire de la carpe. — *Id.*
FIGURE 6. Péritoine. — Même grossissement.
FIGURE 7. Chorion de la membrane muqueuse intestinale du chien. — *Id.*
FIGURE 8. Conjonctive du chien. — *Id.*
FIGURE 9. Conjonctive de bœuf. — *Id.*

PLANCHE II.

FIGURE 1. Muscles de l'homme, grossis 300 fois en diamètre. Grandeur apparente des globules, 1 millimètre.
FIGURE 2. Muscles du mouton. — Même grossissement.
FIGURE 3. Muscles du poulet. — *Id.*
FIGURE 4. Muscles de la grenouille. — *Id.*
FIGURE 5. Muscles de la carpe. — *Id.*
FIGURE 6. Muscles de l'écrevisse. — *Id.*
FIGURE 7. Muscles d'un scarabé. — *Id.*
FIGURE 8. Tendon d'un homme, grossi 300 fois en diamètre. Grandeur apparente des globules, 1 millimètre.
FIGURE 9. Aponévrose *fascia-lata* de l'homme. — *Id.*

PLANCHE III.

FIGURE 1. Tendon du canard, grossi 300 fois en diamètre. Grandeur apparente des globules, 1 millimètre.
FIGURE 2. Tendon de la grenouille. — Même grossissement.
FIGURE 3. Epiderme de la peau de l'homme. — *Id.*
FIGURE 4. Chorion de l'homme. — *Id.*
FIGURE 5. Chorion de la peau de la grenouille. — *Id.*
FIGURE 6. Membrane moyenne des artères de l'homme. — *Id.*

Figure 7. Membrane moyenne des veines de l'homme. — *Id.*
Figure 8. Membrane interne des artères de l'homme. — *Id.*
Figure 9. Membrane interne des veines de l'homme. — *Id.*

PLANCHE IV.

Figure 1. Substance médullaire de l'hémisphère du cerveau du lapin, grossie 300 fois en diamètre. Grandeur apparente des globules, 1 millimètre
Figure 2. Substance médullaire de la moelle épinière du lapin. — Même grossissement.
Figure 3. Substance médullaire du nerf sciatique du lapin. — *Id.*
La partie moyenne est tiraillée de manière à montrer les faisceaux nerveux primitifs.
Figure 4. Substance médullaire du cerveau du moineau. — Même grossissement.
Figure 5. Substance médullaire de la moelle épinière du moineau. — *Id.*
Figure 6. Substance médullaire du cerveau de la grenouille. — *Id.*
Figure 7. Substance médullaire de la moelle épinière de la grenouille. — *Id.*
Figure 8. Substance médullaire du cerveau de la carpe. — *Id.*
Figure 9. Substance médullaire de la moelle épinière de la carpe.

www.ingramcontent.com/pod-product-compliance
Lightning Source LLC
LaVergne TN
LVHW050510160826
845677LV00003B/1043

9782329624969